AF475335

Pour Monsieur
falconet fils

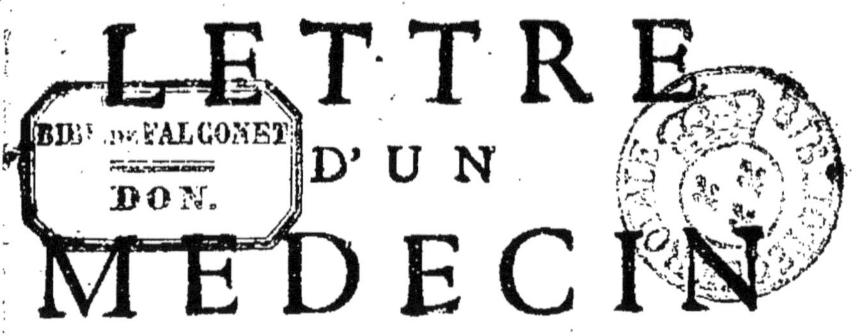

LETTRE D'UN MEDECIN

A un de ses amis touchant les Remedes secrets.

J'AY veu Monsieur, avec beaucoup de plaisir le bel Edit que le Roy vient de dôner pour le Reglement des Facultez de Medécine, dans la plûpart desquelles on conferoit les dégrez a des gens sans étude. Rien n'est plus digne de la grandeur de nostre Monarque, que cette marque de sa bonté pour ses Sujets, en prévenant par là mille abus qui se glissoient dans une profession si importante à leur conservation. Je ne doute pas que nous n'en aïons l'obligation aux bons conseils que Sa Majesté a pris de l'illustre Monsieur Fagon, qui a rendu en cela un grand service à l'Etat.

Edit du mois de Mars 1707.

Si la Medécine est vaine & inutile, comme quelques-uns le prétendent, il faut l'abolir, & ne pas permettre qu'elle occupe tant de gens d'esprit, qui serviroient mieux le public dans d'autres professions : si elle est veritable, il faut la soûtenir & la relever. Les prétendus esprits forts, qui sont assez à la mode aujourd'huy, affectent de se distinguer du commun, en frondant tout ce que le devoir, & les régles de la societé ont établi de meilleur parmi les hommes, & ce sont ceux-là qui se déchaînent le plus contre l'incertitude de la Medécine.

C'est le sort des sciences, d'être remplies de difficultez, & d'opinions disputables. Combien la Jurisprudence par exemple n'en a-t'elle point, & combien est-il difficile d'y démêler la verité, quoy qu'on y voïe les pieces à découvert, & qu'on ait des témoins qui parlent? Je n'en veux point d'autre preuve que tant d'avis contraires des Avocats les plus fameux sur un même cas, & tant de sentences des Juges integres & sçavans reformées par appel, & jugées encore differemment en dernier ressort. Je doute même qu'un bon Jurisconsulte se trompe moins souvent qu'un habile Medécin;

quoy que les causes internes des maladies ne tombent pas sous les sens de celuy-cy, & que les signes qui les luy font connoître, soient des témoins muets, & souvent équivoques. Faudra-t-il pour cela abolir la Jurisprudence & la Medécine? Cette derniere est encore plus modeste que les autres professions, puis qu'elle ne se vante pas d'être infaillible, comme l'insinuë assez le Prince des Medécins, qui commence à traiter de cet art, par dire qu'il est trop long pour la vie de l'homme, & que le jugement aussi bien que l'experience, n'y sont pas toûjours fidéles. Il n'y a que les Charlatans qui n'y trouvent point de difficultez, & promettent ce qu'ils ne peuvent pas tenir. Cela n'empêche point qu'il n'y ait une veritable Medécine, dont les regles réüssissent le plus souvent entre les mains d'un bon Artiste : Car comme le dit fort bien Hipocrate, s'il n'y avoit point d'art ny de régles, il s'ensuivroit qu'un Medécin ne pourroit estre plus habile qu'un autre, & que tous y réüssiroient également. Or dans tous les temps

& tous les Païs, il s'en est trouvé qui se sont fort distinguez, & ont fait admirer leur habileté à bien connoître les causes des maladies, à en faire un pronostic juste, & à guerir celles qui n'étoient pas incurables.

Il y a donc une veritable Medécine, & il est de l'interêt de tous les hommes de la perfectionner d'avantage, si on peut, & d'en corriger les abus. Il est vray que de nos jours on l'a enrichie de plusieurs belles découvertes, & que l'Edit du Roy pourvoit à plusieurs abus : Mais je suis certain qu'un des meilleurs moïens, qu'on pourroit encore emploïer pour parvenir à ces deux fins, seroit d'abolir les secrets; je veux dire qu'il fût étroitement défendu de débiter des remedes cachez, & dont on ne découvrît pas la composition. Ce n'est pas à moy à donner des conseils pour reformer la Republique; mais aïant toûjours eu à cœur l'avancement de nôtre profession, je vous puis dire entre nous les reflexions que j'ay faites là-dessus. Je suis persuadé que ce seroit une chose tres-avantageuse au public; parce que suppolé qu'on découvre tous les jours autant de bons remedes qu'on le croit communement, cela serviroit à mettre bientôt la Medécine dans sa derniere perfection ; que par ce moïen on empêcheroit mille friponneries qui se font sous ce prétexte ; & qu'on retrancheroit un usage contraire à la Religion & à l'humanité.

Il ne me sera pas difficile de prouver que le recelement d'un remede utile est contre la charité Chrêtienne. On ne void rien de plus commun dans les saintes Ecritures, que tout bien vient de Dieu, qu'il faut le communiquer charitablement, & ne pas enfoüir le talent qu'on a reçû. Or les remedes sont des dons de Dieu, & quelque industrie qu'on y ajoûte pour les préparer, on les doit toûjours raporter à ce premier Autheur, qui les a crées pour le soulagement des hommes. *A Deo omnis medela . . . & Medicamenta de terrâ creavit altissimus.* *Ecclesiastic. cap. 38.*

On ne peut exprimer d'une maniere plus sublime & plus touchante, l'obligation de communiquer charitablement ce qu'on sçait, que fait Salomon lors qu'il dit en parlant de la sagesse: *Quam sine fictione didici, sine invidiâ communico, & honestatem illius non abscondo.*

Sapientiæ. cap. 7. 13.

Il n'est pas besoin pour appuïer cette Doctrine, de rapporter en detail cent endroits de l'Evangile & des écrits des Apôtres, & il suffit de dire qu'on y recommande par tout la charité, comme l'ame de toutes les autres vertus, & la base du Christianisme.

A l'égard des Peres de l'Eglise, saint Ambroise tient pour homicide celuy qui laisse perir un pauvre de faim, aïant dequoy le nourrir, *non pavisti, occidisti*: D'où il s'ensuit tres-naturellement que celuy qui cache quelque remede important, sera coupable de la mort, & de tous les maux qu'il auroit peu prévenir, ou guérir en le manifestant: *non curasti potens curare, ergò occidisti*; & je n'y vois nulle difference, sinon qu'il en coûte pour nourrir un pauvre, & qu'il ne coûte rien pour divulguer un secret. C'est la proposition, que je vous ay envoyée pour la faire examiner, & qui meriteroit bien d'être decidée par la Sorbonne, dont l'authorité seroit d'un tres-grand poids.

Saint Augustin témoigne assez estre de ce sentiment, lors qu'il dit: *omnis res quæ dando non deficit, dum habetur & non datur, nondum habetur quomodo habenda est.*

Lib. 1. de doctrinâ Christi.

Saint Thomas dit formellement, *non communicare salubre remedium, vel quodcumque bonum, est contra charitatem*: & il resout au même endroit, qu'on doit communiquer un bon remede, quoy qu'on se fût engagé par serment de ne le pas reveler, parce que rien ne nous peut lier contre la charité.

Quodlibet. 12. artic. 21.

Je pourrois citer icy bon nombre d'autres passages des Peres, qui confirment ma proposition. Je me contenteray de vous dire qu'on les trouverra chez le docte Estius Chancelier de nôtre Université de Doüay, dans sa dissertation *De scientiæ avaritiâ*, dont le tître seul donne une belle idée de tout ce qu'on peut penser là-dessus: Mais je ne puis oublier les termes vifs & pressans, qu'il employe pour decider cette question: *Quæret igitur aliquis, an ex præcepto quisque teneatur, scientiam quam habet aliis communicare?*

Lib. orationum Theologicarum, oratione 1.

Breviter respondeo, tenetur quisque scientiam utilem & salutarem proximis eâ carentibus, atque indigentibus (si desunt alij per quos id rectè fiat) pro opportunitate locorum, temporum, ac personarum, benignè communicare; ita ut sine gravi peccato id prorsus omitti, sine culpâ verò negligenter ac parcè fieri non possit. Si enim non est hoc in precepto, sed in Consilio, aut si ejus præcepti transgressio vel omissio, non in gravioribus, sed in levioribus peccatis habenda est; Quid sibi vult terribilis illa Domini increpatio adversus eum qui talentum acceptum abiens fodit in terram, & abscondit pecuniam Domini sui? De ore tuo te judico serve nequam, ejicite eum in tenebras exteriores.

Si je ne craignois d'être trop long j'adjoûterois encore les sentimens de plusieurs autres Interprêtes de l'Ecriture, je rapporteray seulement celuy de Lorinus sçavant Jesuite, qui sur l'endroit de la Sagesse que j'ay cité cy-devant, s'exprime de cette maniere : *Inhumani sunt qui quam peperere scientiam, artemve, aut facultatem, cum alijs communicare detrectant, & velut reconditum in vaginâ gladium retinent.*

Puis que cet habile Théologien taxe d'inhumanité, ceux qui cachent une connoissance qu'ils ont conçûë & inventée, que diroit-il de ces indignes plagiaires qui déguisent les remedes connus, & s'en disent les Autheurs, comme font presque tous les vendeurs de secrets, ainsi que je le feray voir?

La Doctrine qu'on vient d'exposer est le pur Christianisme. On a beau tâcher de l'éluder par des raisonnemens humains, & par des exceptions ingenieusement fabriquées, la verité des Oracles de l'Ecriture & des Peres subsistera toûjours. C'est en vain que ceux qui cachent les remedes diront qu'ils ne les refusent a personne. Il suffit pour les condamner que les peuples les plus éloignez en soient privez; puis-que l'Evangile du Seigneur a étendu le terme de prochain au delà des compatriotes & des voisins, c'est à dire à tous les hommes. On y faisoit si peu de reflexion, que nous avons veu jusqu'icy des Prêtres & des Religieux débiter des secrets, & en tirer un gros tribut. Ce desordre alloit si loin en France, que les Medécins trouvoient souvent en leur chemin des Religieux, qui pour faire valoir leurs secrets, s'introduisoient chez les malades, & les détournoient des bonnes régles de la Medécine : Mais le Roy y a sagement pourveu par le même Edit art. 27. où il défend aux Religieux de faire la Medécine, & de donner aucun remede sous quelque prétexte que ce soit, à peine de 500 livres d'amende, ou d'un an de prison pour les Mendians qui n'ont pas moïen de la païer.

En vous parlant de ces Religieux, dont je n'aurois peut-être rien dit si l'Edit n'en parlois pas, je ne prétens aucunement choquer leurs Ordres que je respecte, & qui dõnent à l'Eglise tant de pieux & de sçavans hommes : mais ce n'est guere à ceux-là que les secrets s'adressent, & ceux qui les débitent ne le font pas trop de l'avis de leur Superieurs, lesquels doivent être ravis de voir par cet Edit, abolir chez-eux un abus si contraire à leurs constitutions.

Le recélement des remedes est non seulement contraire à la charité Chrêtienne, mais aussi à l'humanité. Les hommes sont faits les uns pour les autres, & selon le droit naturel ils se doivent communiquer tout ce qui peut être utile à la societé. Sans cela les arts & les sciences ne seroient jamais venuës jusqu'à nous, & nous vivrions comme les Sauvages. La Medécine sur tout a eu plus besoin de cette communication, par ce qu'elle n'a pû se former que par une infinité de découvertes & d'experiences traduites de main en main ; & c'est principalement aux anciens Grecs que nous devons la meilleure partie de ce que nous en avons. Si nos Prêtres & nos Religieux à secrets avoient du goût pour l'érudition, qui n'est pas ordinairement leur partage, & s'ils mettoient le nez dans l'antiquité Païenne, ils y trouveroient des sentimens plus Chrêtiens que ceux qu'ils pratiquent.

Les Grecs tenoient pour maxime que tout ce qui est utile ne doit point estre caché, & c'étoit un vieux proverbe parmi eux, que Mercure qu'ils reconnoissoient pour le Dieu du commerce & des arts, est commun à tous;

c'eſt-à-dire que toutes les inventions des hommes doivent eſtre renduës publiques. Par cette raiſon ils offroient en ſacrifice à Mercure les langues des animaux, comme on le lit dans Homere & dans Lucien; pour marquer que la parole eſt le principe des arts, & qu'elle a été donnée aux hommes pour ſe communiquer leur découvertes. En effet ſans la parole, dont ils tirent un ſecours mutuel, leur raiſon ne leur ſeroit pas d'un grand uſage, & leur condition auroit été pire que celle des bêtes, qui pour la plûpart les ſurpaſſent en force, en agilité & en inſtrumens pour attaquer ou pour ſe défendre. La croïance de ces anciens touchant le ſort des premiers hommes, & l'origine des arts, fait encore à mon ſujet. Ils croïoient que Promethée touché de la miſere du genre humain, qui ſe tenoit caché dans les cavernes pour ſe garantir de la violence des autres animaux, implora le ſecours de Minerve, & par ſon moïen alla dérober le feu des Cieux. Les opinions ont été differentes touchant ce feu. Selon la plus commune c'étoit le feu élementaire, qui eſt ſi neceſſaire à tous les arts, & par lequel ils ſe ſont fait des armes pour ſe défendre, & dompter même ceux qui les perſecutoient. D'autres l'ont expliqué plus myſtiquement, comme Platon, qui prétend qu'il ſe doit entendre de la ſageſſe, que Promethée rapporta du Ciel, & par laquelle les hommes ſe ſont rendus les maîtres du monde. D'autres enfin comme Ariſtide, l'appliquent fort ingenieuſement à l'éloquence, & ils feignent que Jupiter ſur les remontrances de Promethée, envoïa Mercure en terre pour y porter l'éloquence, qu'il diſtribua non a toùs, mais au plus capables, leſquels perſuaderent aux autres les régles de la ſocieté, le culte des Dieux, & enfin l'invention des arts & des ſciences: Car la parole que les hommes avoient déja, ne ſuffiſoit pas pour cela ſans l'art de perſuader, & il a fallu qu'il ſe ſoit rencontré des genies ſuperieurs, qui faiſans leurs obſervations ſur les évenemens & ſur les beſoins de la nature, émuſſent les peuples à profiter de leurs reflexions

Plato in Protagorâ.

Ariſtides 2. de Rethoricâ.

La Morale que ces fables renferment, vaut assurement mieux que celle de nos Moines à secrets : mais sans les mener plus loin qu'à l'origine de la Medécine, n'auroient-il pas honte d'y voir que ces Grecs qui l'ont commencée, se faisoient conscience, tous Païens qu'ils étoient, de cacher les remedes utiles aux hommes, & se croïoient obligez de porter au temple d'Esculape la description de leurs maladies, & des remedes dont ils avoient été guéris; sur quoy Hipocrate & les autres ont fait leurs observations, & bâti les premiers fondemens de la Medécine. Parmi les loix des Athéniens il y en avoit une qui ordonnoit expressément d'enseigner le chemin aux voïageurs. Si les temps nous les avoient tous conservées, je ne doute point sur le même principe, que nous n'en trouvassions une qui défendît le refus de déclarer un remede, & l'on peut dire qu'elle est comprise dans l'autre. Ne pas montrer le chemin à un voïageur qui s'égare, est une dureté tres-blâmable, & c'en est encore une bien plus grande, de celer à un malade ce que la nature a produit pour sa guérison. Aussi Herophile appelloit les remedes les mains des Dieux, pour marquer que ces mains bien-faisantes devoient être ouvertes à tous les hommes, comme le Soleil les éclaire tous.

Les Romains pensoient de même, & ils ont mis dans leurs loix cette belle maxime : *quod alicui prodest ac nemini nocet, facilè concedendum* ; ce que le Poëte Ennius a naïfvement exprimé en ces termes,

Qui erranti comiter monstrat viam, quasi lumen de suo lumine accendat facit.

Mais je ne puis mieux vous peindre le genie des Romains à cet égard, qu'en rapportant ce qui se passa à Rome à l'occasion d'une scene de Terence, où il fait parler deux vieillards ; l'un desquels blâmant l'autre de ce que ses propres affaires luy donnoient assez de loisir, pour se mettre en peine de celles des hommes qui ne le touchoient point ; Ce Poëte met dans la bouche du second cette belle réponse :

Homo sum, humani nihil à me alienum puto ;

ce qui fut applaudi par tout le théatre Païen ; tant un pareil ſentiment eſt imprimé dans le fond de la nature. C'eſt donc pecher auſſi contre l'humanité,que de ne pas divulguer la connoiſſance des remedes, & d'en priver les peuples les plus éloignez, dont les biens & les maux nous doivent intereſſer.

Si vous comparez la conduite de ces anciens, qui quoy que plongez dans les tenebres du Paganiſme, nous ont communiqué tous leurs remedes, avec celles de nos Prêtres & nos Religieux à ſecrets, ne vous ſemble t'il pas voir le Levite de l'Evangile qui abandonne l'étranger bleſſé, tandis que le Samaritain luy bande ſes plaïes, le porte à l'hôtellerie, & l'y fait pencer à ſes dépens. Certes on ne peut faire une application plus juſte de cette parabole, qui paroît une prophetie de ce que nous voïons arriver de nos jours.

Aprés tout ce que je viens de dire, je ne croy pas qu'il ſe puiſſe trouver des Théologiens qui ne ſouſcrivent à ma propoſition, s'ils ne ſont point de ceux qui se font de leur Théologie, un art d'inventer des exceptions aux meilleures régles.

L'exception la plus considérable, ou plûtôt la seule qu'on me puisse objecter, est qu'on supposera une personne pauvre & chargée de famille, & qui aïant fait une découverte, n'en pourroit donc pas profiter pour se tirer de la misere. Je répons que cette exception peut tout au plus avoir lieu dans les autres arts, qui ne regardent que la commodité des hommes : mais qu'un remede important à leur santé & à leur vie ne doit jamais être caché; que rien ne peut dispenser de la charité Chrêtienne, & que la Providence la sçaura bien recompenser d'ailleurs; enfin que le bien public doit être préféré à celuy d'un particulier, principalement quand le cas supposé ne peut être que tres-rare, comme je le démontreray cy-aprés. C'est déja beaucoup qu'on nous accorde, que hors ce triste état on est obligé de découvrir son remede; & nos Empiriques de longue robe en sont visiblement exclus.

Outre toutes ces raiſons générales tirées du droit Divin & naturel, je diray de plus que ſi c'eſt un Medécin qui a trouvé ce remede important, il eſt obligé par ſon devoir, & par les privileges & exemptions qu'on a attribuées à ſa profeſſion, de le découvrir; & l'honneur d'avoir adjoûté un bon remede à la Medécine, luy donnera aſſez de reputation pour le tirer de la miſere. Si ce remede important eſt échû à un particulier, qui ne ſoit pas Medécin, il agit en le donnant contre l'Edit du Roy, qui défend à tous autres qu'aux Medécins de faire la Medécine, en quelque maniére que ce ſoit; & n'aïant aucune connoiſſance des cauſes de maladies, il le donnera ſouvent à contre-temps, & ne pourra l'ajuſter au tempérament du malade, aux mouvemens de la nature, & aux autres circonſtances de la maladie, ſans quoy un remede important devient nuiſible, ou ne réüſſit que par hazard. Au reſte ſi ce remede eſt en uſage parmi les Medécins, & ſeulement déguiſé, comme il arrive le plus ordinairement, c'eſt une pure charlatanerie qui ne doit point avoir lieu. S'il est nouveau & bon, je souhaiterois qu'aprés plusieurs épreuves de sa bonté fidélement faites dans les Hôpitaux, on tirât ce particulier de la misere par quelque recompense proportionnée.

Nous avons le bonheur de vivre sous un Prince, qui parmi ses grandes actions, s'est fait une gloire particuliere de procurer par sa liberalité l'avancement des arts & des sciences, & nous voïons par son Edit qu'il pense à celuy de la Medécine. Nous sçavons même qu'il a donné de grosses récompenses à plusieurs personnes qui luy ont communiqué des remedes, dont on avoit fait des experiences heureuses. De la maniere dont je le propose, cela coûteroit peu à l'Etat, aboliroit mille fourberies qui se font tous les jours, déchargeroit les Sujets d'une dépense infinie qu'ils emploïent pour contenter l'avarice des Charlatans, qui les pillent par tout impunément, & pourroit servir à l'augmentation de la Medécine. Il en couteroit peu dis-je, à proportion de cette dépense ; parce qu'il est tres-rare de pouvoir adjoûter à nôtre art un remede nouveau & important.

On ne s'est jamais tant étudié à chercher des remedes que dans ces derniers temps; à quoy le secours de la Chymie sembloit devoir beaucoup contribuer, & il en a paru de nos jours par milliers sur le théatre de la Medécine. Cependant on peut dire que le siécle passé ne nous en a produit que trois veritablement bons & importans, sçavoir l'Antimoine Emetique, le Quinquinna, & l'Ipecacuana (si vous n'y joignez quelques prépations du mercure) & tous les bons Medécins qui ont comme moy pratiqué les autres dans les Hôpitaux & ailleurs, avoüront, s'ils sont de bonne foy, qu'ils n'en ont point veu plus de merveilles, que de ceux dont nous joüissions auparavant. Je ne nie pourtant pas qu'il ne puisse y avoir quelque bon remede, parmi ceux qu'on tient cachez : mais il me suffit de faire voir qu'une pareille découverte étant tres-rare, il sera encore plus rare qu'elle s'adresse à une personne mal-aisée & chargée de famille ; qu'ainsi l'Etat risqueroit peu de chose en se chargeant de la soulager ; & que le malheur d'un seul, auquel on peut aisément subvenir, ne devroit point empêcher une loy, qui regarde le bien de tous les hommes.

Je vous diray en passant, que quoy que nous aïons l'obligation de l'Emetique à la Chymie, elle n'avance pas la découverte des remedes. Il me semble même qu'elle la recule ; parce que depuis que cet art s'est introduit dans la Medécine, on s'occupe trop à vouloir trouver dans les Mineraux, des secours qu'on devroit plûtôt chercher dans les plantes, que Dieu a crées pour cette fin. Les sucs Mineraux que la nature prépare differemment dans le laboratoire de la terre, & qu'elle distribuë aux plantes, se perfectionnent dans leurs racines d'une maniere que les vaisseaux Chymiques ne sçauroient imiter. Il est vray que la Chymie travaille aussi sur les vegetaux : mais au lieu d'en épurer & rafiner les principes, comme elle prétend, la force du feu qu'elle y employe, changeant la tissure des plantes, en produit de nouveaux êtres, qui n'ont point les mêmes vertus ; témoin le Quinquina, l'Ipecacuana, & l'Opium, qui sont les 3. meilleurs remedes que les Vegetaux nous fournissent, & dont l'analyse chymique détruit la bonté. Joignez à cela que la chymie naturelle qui se fait dans nos entrailles, en sçait mieux extraire ce qui nous convient. Je pense à peu prés la même chose du travail des Chymistes sur les animaux, & tiens que la chair de vipere par exemple, vaut du moins le sel volatil qu'ils en tirent. Ainsi le mauvais goût de la nouveauté fait chercher parmi les difficultez d'un art laborieux, ce que la nature toute simple nous offre liberalement.

On raconte beaucoup d'histoires touchant les secrets. L'on dit entre autres, qu'il y a une personne dans le monde, laquelle a un remede merveilleux pour prévenir l'apoplexie. Je suppose la chose veritable, & j'admire qu'une telle personne préfére le vain plaisir de posseder seule un si beau secret, à la gloire immortelle d'avoir communiqué à tous les hommes, de-quoy se garantir d'une mort si terrible. Ce seroit sans doute une inhumanité tres-criminelle, qui s'opposeroit visiblement à la bonté du Créateur, & qui selon les principes que je viens d'établir, ne devroit pas trouver de Casuite capable de l'excuser. Je ne sçay même s'il se trouveroit une ame qui ne conçût de l'indignation contre une pareille ingratitude ; & quoy que le recelement des autres remedes frape moins, on en doit faire le même jugement.

L'indolence des hommes sur les abus, est cause qu'on ne se donne pas la peine d'examiner celuy-cy, & qu'on le laisse empiéter plus que jamais. Nous voïons en ce Païs-cy des personnes de qualité, qui donnent gratîs des remedes qu'on dit être bons, & qu'ils ne pourront plus cacher, quand ils sçauront qu'ils ne le peuvent faire sans pecher contre la charité. Nous y voïons même des Medécins qui ont quelque nom, & qui se reservent des remedes particuliers. Ils disent que l'invention de ces remedes leur a coûté, & à leurs Peres, beaucoup d'étude & de travaux : Mais c'est en imposer aux ignorans, puisque comme le dit formellement Hypocrate, les remedes ne se trouvent que par hazard & par l'experience; que les raisonnement & l'industrie y peuvent seulement adjoûter quelque chose de mieux par la préparation, ou par le mélange; & que les plus habiles Medécins sont aujourd'huy du sentiment de l'illustre Mr. Boyle, qui prouve fort bien que les préparations où il y à le plus d'art, & les mélanges les plus composez, gâtent le plus souvent les bons remedes, au lieu de les rendre meilleurs. L'Antimoine Emetique par exemple, peut-il être le fruit d'une profonde méditation, & celuy qui l'a inventé, croïoit-il devoir si bien rencontrer? Le Quinquinna & l'Ipecacuana nous sont-ils venus d'ailleurs que de l'experience des Americains, & du chemin qu'on a trouvé pour l'aller querir chez eux?

A l'égard de la dépense que ces Medécins à secrets disent y avoir faite, c'est encore une fausseté; parce qu'il s'ensuit s'ensuit de ce que je viens de vous dire, que les bons remedes ne coûtent rien à trouver, & que les meilleurs souffrent moins de preparations.

Si comme il est à craindre, cette mauvaise coûtume est une fois permise, & vient à s'établir parmi les Medecins, elle détruira entiérement la bonne foy & l'utilité des consultations, où tout se doit communiquer. En effet est-il juste que des gens qui font la Medecine avec honneur, exposent sincerement tout ce qu'ils pensent pour le bien du malade, tandis que d'autres proposeront sur la foy de leur experience particuliere, un remede qu'ils refuseront de découvrir? Ainsi plus de conference, plus de raisonnement, plus de consultations, qui sont pourtant selon Hippocrate, la meilleure ressource de la foiblesse de l'esprit humain dans les grandes difficultez. Ce seroit donc faire justice à ces Docteurs à secrets, de les dégrader, les bannir des Colleges comme des indignes, & ne plus consulter avec eux. Par les mêmes raisons la même chose doit être pratiquée parmi les Chirurgiens, & ceux d'entre eux qui ne voudroient pas communiquer leurs remedes, doivent être traitez de Charlatans.

La Médecine & la Chirurgie qui ne faisoient autrefois qu'une seule Profession, doivent conspirer unanimement à la conservation du genre humain; en quoy ceux qui les exerçoient faisoient l'office des Dieux, selon le sentiment des Anciens, qui ont dit d'eux que l'homme devenoit le Dieu de l'homme, *homo homini Deus*; parce que, comme dit Ciceron, rien n'est plus digne de la Divinité que de soulager & conserver les hommes : Mais ces mêmes Anciens avoient aussi un autre proverbe contraire, *homo homini lupus*; & celuy-cy ne peut être mieux appliqué qu'aux Charlatans, qui n'agissent que pour dévorer la substance des peuples, & leur arrachent ce qui leur appartient, en cachant les remedes que la nature a faits pour tous.

Lib. de natura Deorum.

Les vrais Médecins n'en ont jamais usé de la sorte. Toutes les Facultez qui ont suivi Hippocrate, & appris de ce grand homme, que l'étude &

l'amour de la Médecine doit inspirer l'humanité, *qui artem amat homines amat*, n'ont jamais enseigné une pareille Doctrine. C'est une nouveauté dont on ne void aucune trace dans les ouvrages de ceux qui ont excellé dans la profession. Elle y étoit si peu connuë, qu'on n'en faisoit pas une question. Zacutus & plusieurs autres qui ont fait des traitez exprés de la conduite du Médecin dans la pratique, n'en disent pas un seul mot. Paul Zachias sçavant Médecin & Jurisconsulte, qui a ramassé dans un tres-gros volume, toutes les questions de Médecine qui ont rapport au droit Canon ou Civil, n'y fait aucune mention de celle-cy, quoy qu'elle fût plus importante, & plus de son sujet, que cent autres qu'il n'a pas oubliées ; ce qui fait juger qu'elle luy estoit inconnuë. Je ne la trouve agitée que dans un livre de Sennert, intitulé *de consensu & dissensu Chymicorum & Galenicorum*, où ce Lutherien plus pieux que nos Moines, aprés avoir dit que ce n'est qu'une avarice sordide, ou une fausse gloire, qui puisse inspirer

Hipp. lib. de præcep. iii.

un ſentiment ſi dénaturé, la décide par conclure, que cacher les remedes utiles au genre humain, eſt contre la charité Chrétienne.

Je ne dis pas que l'abus de cacher les remedes ſoit abſolument nouveau, puis qu'il y a toûjours eu des Charlatans; mais qu'il n'a jamais été approuvé dans tous les temps, ni pratiqué par les Medecins. Il y a méme de l'apparence qu'il n'étoit pas connu chez les Grecs; parce qu'Hippocrate & Galien, qui dans pluſieurs endroits de leurs ouvrages déclament contre les faux Médecins, les accuſent ſeulement d'ignorance & de temerité, & point d'avoir des ſecrets, comme ils auroient deu faire, ſi cela avoit été auſſi commun qu'à preſent. Il paroit pourtant que cet abus s'étoit introduit à Rome avant Galien, par ce qu'en dit Pline qui le blâme fort, & louë beaucoup la diligence des anciens (c'eſt-à-dire des Grecs) à découvrir les vertus des Plantes, & la gloire qu'ils ſe faiſoient de les communiquer à la poſterité : *Nihil intentatum inexpertumque illis fuit, nihil deinde occul-*

Hiſt. natur. lib. 25. c. 1.

catum, quod non prodeſſe poſteris vellent. Depuis la décadence de l'Empire Romain, la Médecine comme les autres ſciences, eſt tombée dans l'obſcurité, & l'on ne ſçait ce qui s'y eſt paſſé juſqu'au temps d'Avicenne, Averrhoës, Meſué, & autres Médecins Arabes, qui ont beaucoup travaillé à la relever, & qui loin de cacher leurs remedes, ont augmenté la Pharmacie de quantité de compoſitions. Ainſi ces Mahometans communiquent dans leurs écrits des remedes à toute la terre, tandis que ceux qui font une profeſſion plus étroite de nôtre Religion, les cachent & les vendent bien cher aux Chrétiens.

Il n'y a guere eu que les prétendus diſciples de Hermés, je veux dire les chercheurs de Pierre Philoſophale, qui amuſans les hommes par l'eſpoir d'une richeſſe infinie, & d'un remede infaillible & univerſel, pour maſquer le ridicule de leurs ſyſtemes, ont fait parade d'une ſcience occulte, & caché ce prétendu remede ſous des énigmes ; ce que quelques-uns ont auſſi imité à l'égard des autres remedes. Si vous étes curieux de voir ce que j'ay pensé autrefois sur cette science occulte, vous le trouverez dans une lettre anonyme que j'ay écrite à l'Auteur de l'histoire des ouvrages des Sçavans, inserée dans son Journal au mois de Mars 1689. C'est une replique que je fis à un de ces Philosophes Hermetiques, qui avoit répondu à une autre lettre de ma façon, où je frondois la prétenduë tinture de Lune du fameux Carretto, & toutes les autres tintures metalliques. Ces deux pieces sont aussi dans le méme Journal, sçavoir ma premiere lettre au mois d'Octobre 1688. & la réponse du Philosophe à la fin de Decembre de la méme année.

Nos Médecins à secrets citent pourtant en leur faveur, l'exemple de Mr. Riviere celebre Médecin, lequel a caché son febrifuge, & n'en a donné qu'une description enigmatique. Tous les honnêtes gens le blâmeront toûjours d'avoir fait une chose si indigne de luy, & qui n'a servi qu'à tourmenter inutilement les Médecins d'Allemagne pour deviner ce febriſuge, & à leur en faire faire des épreuves funeſtes ſur pluſieurs malades, comme vous pouvez voir dans leurs Ephemerides curieuſes, année 15. obſervation 25. Mais l'heureuſe découverte du Quinquinna, nous recompenſe avec uſure du larcin ridicule que cet Auteur a voulu faire à la poſterité.

Au reſte quand je dis que tous les remedes doivent être communiquez, j'entens qu'ils ſoient du moins conſignez au tréſor de la Médecine; & je n'aurois pas trop été de l'avis de ceux, qui aïant de nos jours traduit tous nos remedes entre les mains du peuple, ſont cauſe qu'il s'en ſert ſouvent conre luy-même.

Quoy que tout ce que j'ay avancé pour abolir les ſecrets, ſoit trés-convaincant, on ne laiſſera pas de dire que c'eſt ôter la liberté publique, & priver les pauvres malades que la Médecine ordinaire n'a pû guerir, de la conſolation d'avoir recours à des remedes extraordinaires, dont on leur promet leur guériſon, & qui réüſſiſſent quelquefois. Je répons à cela, que le Roy qui connoit mieux que tout autre ce qui convient à ses sujets, leur ôte déja par son Edit cette liberté, qu'il sçait leur être plus funeste qu'utile; que si l'on tient bien la main à l'exécution de cet Edit, les secrets ne seront plus secrets; & qu'obligeant leurs auteurs à les divulguer, ils seront mieux administrez par les Médecins, qui connoîtront mieux leur proportion avec le corps humain & les causes des maladies.

Mais le plus grand merite de ces remedes est d'être secrets, & nous en avons veu plusieurs, aprés avoir eu la vogue, tomber dans le mépris, & ne plus réüssir, quand on a découvert ce que c'étoit; parce que l'imagination des malades n'étoit plus frappée des grandes promesses qu'on leur en faisoit.

Pour peu qu'on veüille y faire de reflexion, le bon sens seul doit faire juger qu'il y a plus de tromperie que de sincerité dans ces débiteurs de secrets. Ont-ils une autre matiere Medicale que nous? & la nature a-t'elle fait exprés pour eux d'autres ſimples, & d'autres mineraux que ceux que nous poſſedons, & que nous avons tournez & préparez de toutes les manieres imaginables, pour en tirer plus de ſecours ? cela fait voir que ce ſont nos mêmes remedes, qu'ils mélangent & déguiſent differemment. Mais ce qui rend la tromperie encore plus manifeſte, eſt que la plûpart de ces ſortes de gens ſe vantent d'avoir des ſecrets pour toutes les maladies ; car ſelon ce que j'ay expoſé cy-deſſus, touchant la rareté des découvertes à cet égard, ce ſeroit beaucoup s'ils pouvoient trouver un ſeul bon & nouveau remede en toute leur vie ; d'autant plus que ne ſe les communicant pas les uns aux autres, ils ne ſçauroient profiter des lumieres d'autruy. Eſt-il croïable que le corps entier des bons & ſçavans Médecins, qui font tant d'experiences par toute la terre, & qui ſe communiquent de bonne foy dans leurs conſultations & dans leurs écrits, tout ce qu'ils trouvẽt d'utile au genre humain, faſſe moins de découvertes que des avanturiers ignorans, ou des Moines qui doivent tout leur tems aux obligations de leur état, & qui ne se mêlent de secrets, que pour trouver celuy de se répandre dans le monde, auquel ils ont renoncé.

Malgré tout cela on s'aveugle, & l'on cherche à se tromper soy-même. Il y a long-temps que Pline a remarqué qu'un inconnu qui se dit grand Médecin, est crû d'abord sur sa parole, quoy qu'il n'y ait point d'erreur plus perilleuse. Dés qu'il paroît un nouveau venu qui se vante d'avoir de beaux secrets, si le hazard le fait réüssir une premiere fois, tout le monde y court, & les gens d'esprit donnent dans le panneau comme les autres. Outre que la nouveauté plaît, le malheur de la Médecine est qu'étant obscure, & ayant assez peu de rapport avec les autres sciences, les plus habiles dans celles-cy, ont peine à deméler la difference qu'il y a entre la veritable lumiere d'un sçavant Médecin & le faux brillant d'un hableur. Je n'en veux point de plus belle preuve que l'histoire de ce fameux étranger, qui se disant grand Chymique,

& faiſant parade de ſa nobleſſe & de ſes ſecrets, impoſoit d'abord par tout où il s'arrêtoit, comme il fit icy il y a quelques années ; mais ayant eu l'imprudence de publier de méchans ouvrages que je fis cenſurer par les plus celebres Facultez, il fut obligé de deſerter ; aprés quoy il ne laiſſa d'impoſer encore ailleurs, & même chez vous, où il fut regardé comme un Eſculape pendant plus de 2. ans. Cette hiſtoire vous eſt aſſez connuë, & vous m'avoüerez que c'eſt un des plus grands exemples de la credulité des hommes en matiére de ſecrets.

J'avoüray ſi on veut, qu'entre ces vendeurs de ſecrets, il peut y en avoir qui ſçavent, & qui ont méme un genie heureux pour la Médecine : mais quand ils ne ſeroient point touchez des motifs d'humanité & de religion que j'ay expoſez, pourquoy ne font-ils pas auſſi noblement que les autres un art, qu'Hippocrate appelle avec raiſon le plus noble de tous les arts? Qu'on vante tant qu'on voudra leurs maniéres honnétes & charitables, on ne peut me nier que celle de ſe mettre en reputation par cette voïe, ne ſoit tout à fait indigne d'un honnête homme.

C'eſt à tort qu'on s'imagine que les Medecins entêtez de leurs regles & de leur pratique ordinaire, blâmeront toûjours les remedes de ces gens-là, & ne voudront jamais s'en ſervir. Comment veut-on qu'ils s'en ſervent, tant qu'ils n'en auront aucune connoiſſance ? Qu'on les donne ſi on veut ſans leur participation, mais peut-on avec juſtice les faire ſervir d'inſtrument dans une choſe ſi oppoſée à l'honneur de leur profeſſion, auſſi bien qu'aux loix Divines & humaines, comme je l'ay prouvé ! On fait quelquefois venir de loin des remedes dont on ne ſçait pas la compoſition, on veut que le Médecin ordinaire y conſente, & l'on ſe fâche de ſa repugnance à faire un ſi ridicule perſonnage. Qu'elles meſures peut-il prendre pour les donner en temps & lieu, & y adjoûter ou diminuer par rapport au ſujet, & ſelon leurs differens effets ? Il me ſouvient qu'on nous envoya autrefois des remedes composez, dont on vantoit l'excellence pour guerir la dyssenterie, qui pour lors desoloit les troupes du Roy, avec ordre de les emploïer dans nos hôpitaux selon le memoire instructif, qui en déterminoit également les doses, & défendoit de donner d'autres remedes pendant leur usage, qui devoit être continué jusqu'à parfaite guerison. Je fus obligé d'obéïr, & je fis executer fidellement le memoire à la veuë de tous les Officiers de l'hôpital sur 13. soldats, parmi lesquelles il y avoit 6. nouvelles dyssenteries, & 7. plus ou moins avancées, afin qu'on ne dist pas qu'on avoit éprouvé ces remedes sur des malades desesperez. Un seul fut gueri d'abord, & les 12. autres, dont j'aurois pû sauver la moitié, perirent tous; dequoy je rendis conte à Mr. l'Intendant.

Bien loin que la jalousie ait la moindre part à la peine que nous avons à employer des remedes inconnus, je me fais fort de répondre pour tous les bons & veritables Medecins, qu'ils seront toûjours prêts d'adopter toutes ſortes de remedes dont l'expe-rience juſtifîra l'utilité, de quelque part qu'ils viennent, & même d'en faire honneur à leurs inventeurs.

Je doute fort que quand tous ceux qui ont des ſecrets les apporteroient, comme les anciens Grecs, au temple de la Médecine, qu'elle en devint beaucoup plus riche. Nous ne manquons pas de remedes, nous en avons aſſez pour remplir toutes les indications des maladies, & le plus grand de tous les ſecrets, eſt de les ſçavoir appliquer à propos. Je tiens même qu'au lieu d'ajoûter à cette quantité prodigieuſe de préparations & de compoſitions, dont on ſurcharge tous les jours la Pharmacie, il ſeroit à ſouhaiter qu'à l'exemple d'Aſclepiade de Pruſe, qui du temps de Pompée par ſon éloquence, ſes raiſons, & ſes experiences, ſe donna l'authorité de reformer à Rome la plus grande partie des remedes, les bons Médecins, qui commencent à ſe déſabuſer de tout ce fatras, ramenaſſent la Médecine à ſon premier âge, oú comme dit Pline, c'étoit une ſcience d'un petit nombre de ſimples. Il eſt impoſſible de faire des obſervations bien juſtes ſur les effets d'une ſi grande varieté de medicamens. Auſſi depuis plus de 50. ans que j'ay commerce avec des Médecins de toute eſpece, ay-je toûjours remarqué que les plus habiles & plus heureux praticiens, s'en tenoient à un choix fort borné, & que les plus pauvres en ſcience étoient les plus riches en remedes.

Je croy Monſieur, avoir ſuffiſamment demontré que le recelement des remedes eſt contraire à l'humanité, & à la charité Chrétienne. J'ay même fait voir que rien n'eſt plus oppoſé au bon ſens, que la foy qu'on ajoûte ſi legerement aux vendeurs de ſecrets. Vous jugez bien qu'à mon âge je n'ay plus guere d'interêt à la choſe, & ce n'eſt que mon zele pour le bien public & pour l'honneur de nôtre profeſſion, qui m'a engagé à vous produire ces reflexions, afin de reformer s'il ſe peut, un ſi grand abus. Je ſuis ſeur qu'on y réüſſiroit ſi on pouvoit joindre l'authorité de

Souverain, à une bonne décision de sçavans Théologiens ; & le temps m'y semble favorable, tandis que le Roy veut bien prendre soin de relever la Medecine, & que nous avons auprés de Sa Majesté l'Illustre Monsieur Fagon, le soûtien des vrais Medécins, & le fleau des Charlatans.

Je prévois bien que tout ce que j'ay l'honneur de vous dire icy, ne sera pas du goût de beaucoup de gens : Mais puisque c'est la verité, un honnête homme qui en est persuadé, ne doit jamais la cacher, lors qu'elle ne peut nuire ; & je pecherois moy-même contre mes principes, si je celois le remede au mal dont la Medecine & le public sont attaquez. Je suis parfaitement,

MONSIEUR,

Vôtre trés-humble & trés-obéissant Serviteur,

Brisseau,
pere medecin de Tournai.

A Tournai le novembre 1708

www.ingramcontent.com/pod-product-compliance
Ingram Content Group UK Ltd.
Pitfield, Milton Keynes, MK11 3LW, UK
UKHW021024200726
13857UKWH00004B/1575